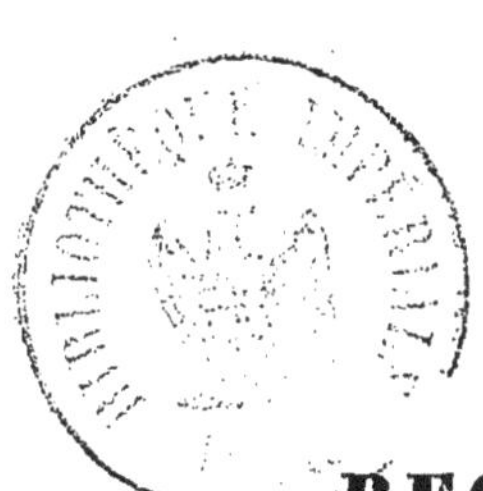

RECHERCHES

ANATOMIQUES ET PHYSIOLOGIQUES

SUR

L'EMPHYSÈME DU POUMON.

IMPRIMERIE DE PLASSAN ET CIE,
RUE DE VAUGIRARD, N° 15.

RECHERCHES

ANATOMIQUES ET PHYSIOLOGIQUES

SUR

L'EMPHYSÈME DU POUMON.

MÉMOIRE LU A L'ACADÉMIE DE MÉDECINE, LE 10 FÉVRIER 1829,

PAR LE Dr PIEDAGNEL,

Médecin des dispensaires de Paris.

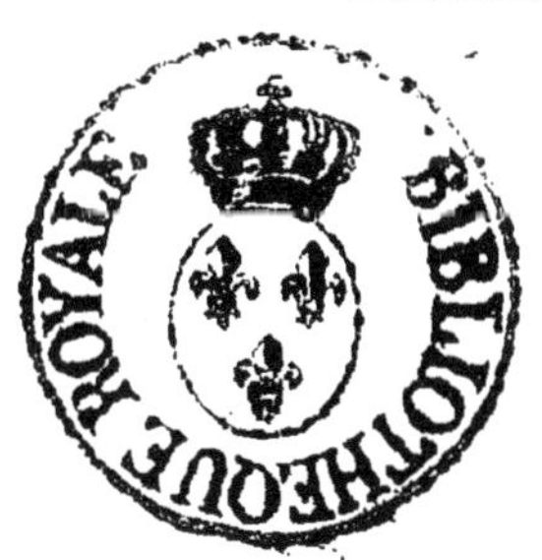

PARIS,

CHEZ MÉQUIGNON-MARVIS, LIBRAIRE,

RUE DU JARDINET, N° 13.

BRUXELLES,

AU DÉPOT GÉNÉRAL DE LA LIBRAIRIE MÉDICALE FRANÇAISE.

1829.

RECHERCHES

ANATOMIQUES ET PHYSIOLOGIQUES

SUR

L'EMPHYSÈME DU POUMON.

Un fait bien digne de remarque, qui se passe de nos jours, c'est l'impulsion prodigieuse donnée à l'anatomie pathologique et l'oubli presque complet de l'anatomie physiologique de plusieurs de nos organes ; cependant est-il possible que l'on puisse déterminer l'état maladif d'un organe, si on n'a pas posé d'avance et d'une manière incontestable son état normal ? C'est ce qui nous semble avoir eu lieu pour l'anatomie pathologique des poumons et ce que nous allons essayer de démontrer.

Si l'on consulte les auteurs classiques d'anatomie et de physiologie, on y voit que les poumons sont des organes vésiculeux, spongieux, mous, *crépitans*, etc. Or la crépitation est elle le caractère des poumons sains ? Nous ne le pensons pas, et la phrase banale, *poumons sains*, *crépitans*, qui se retrouve si souvent à l'article nécropsie des observateurs, n'est elle pas un véritable contre-sens ?

Lorsque l'on ouvre par de larges incisions la poitrine d'un chien privé récemment de la vie, et qui n'a pas fait d'efforts avant de mourir, on y voit les poumons affaissés et refoulés par l'air, à la partie postérieure de la cavité thoracique, le long de la colonne vertébrale; ils n'occupent plus en hauteur que la moitié ou les deux tiers supérieurs de cette cavité. Lorsqu'ils sont détachés, qu'on les touche, qu'on les presse entre les doigts, ils sont mous, flasques et ne présentent aucune sorte de crépitation. Si l'on veut les faire crépiter, on peut y réussir, soit en refoulant l'air qu'ils contiennent encore, du sommet vers la base, en les faisant glisser entre les doigts, soit en en comprimant fortement un morceau dans la main ; si avec un soufflet on les insuffle par la trachée artère, lorsqu'ils sont encore renfermés dans le thorax, ils se distendent en totalité et également dans toutes leurs parties; l'air qu'on y pousse, si l'on ne surmonte pas la résistance naturelle de ces organes, ne leur donne pas un volume plus grand que celui qu'ils présentaient avant la mort; dès qu'on a cessé l'insufflation, ils reviennent promptement et brusquement sur eux-mêmes et tous les lobes en même temps, en vertu de leur élasticité de tissu , et reprennent le volume qu'ils avaient avant l'expérience; ils n'offrent pas encore, dans ce cas, de crépitation; mais si l'on recommence l'expérience et que l'insufflation soit forcée, ou faite trop brusquement, alors l'organe se distend outre mesure, sa distension est inégale, on voit l'air marcher dans diverses directions, et lorsque l'on cesse de pousser ce fluide, le poumon revient sur lui-même d'une manière incomplète; quelques portions restent plus saillantes , d'autres semblent vouloir s'affaisser et être retenues par les parties voisines; mais en totalité l'organe conserve un volume plus gros qu'avant l'expérience; si on le touche légèrement, il crépite.

Si l'on insuffle un poumon, au moyen d'une sonde introduite profondément dans les bronches, la distension se fait inégalement, d'abord dans le lobe où se trouve placé l'instrument; les autres portions se gonflent ensuite. Par ce moyen, la force qu'il faut employer pour le distendre en totalité, est quelquefois très-grande et nécessite de la part de la personne qui l'exécute, si elle opère avec sa bouche, des efforts assez considérables; dans ce cas le poumon reste plus gros qu'avant l'opération, il est crépitant.

Si l'on ouvre l'abdomen d'une grenouille, ses deux poumons, qui avant l'expérience occupaient une grande partie de cette cavité, reviennent tout à coup sur eux-mêmes, et se présentent sous la forme de petits cônes rougeâtres privés presque complétement d'air; si on les insuffle, ils se distendent, puis reviennent encore sur eux-mêmes; mais quelque insufflation qu'on y pratique, jamais on ne détermine de crépitation, ce qui tient à la grandeur des vésicules de ces organes, mais surtout à l'absence presque complète du tissu cellulaire interlobaire (1).

---

(1) Chez les oiseaux, la structure et les fonctions des poumons nous ont paru s'éloigner beaucoup de ce qui se passe dans les mêmes organes chez l'homme. Les faits que nous avons observés feront le sujet d'un nouveau mémoire.

Lorsque, dans une expérience quelconque, on tourmente beaucoup un animal, qu'on lui fait exécuter beaucoup d'efforts, on observe souvent, lors de l'ouverture de sa poitrine, que les poumons sont volumineux, qu'ils s'affaissent peu, qu'ils sont crépitans au plus léger contact.

Si, chez un animal vivant, on pousse par la trachéeartère une assez grande quantité d'air pour déterminer la mort, on trouve, à l'ouverture, les poumons roses, volumineux, crépitans.

De ces faits, il nous semble résulter que, dans l'état sain, les poumons des animaux morts ne sont pas crépitans, que la crépitation est un phénomène que l'on y détermine à volonté ou qui s'y produit accidentellement ; examinons-la maintenant chez l'homme.

Si l'on ouvre la poitrine d'un enfant qui n'a respiré que quelques heures, on voit les poumons placés à la partie postérieure du thorax, comme dans les faits précédens; si l'on insuffle ces organes et que l'on cesse tout à coup cette expérience, ils reviennent sur euxmêmes et reprennent leur premier volume sans offrir de crépitation : si l'on force l'insufflation, ils reviennent encore sur eux-mêmes, mais restent crépitans. Pareil phénomène se remarque dans un âge plus avancé, après quinze jours d'existence, par exemple; mais après l'insufflation, comme avant, ils occupent dans la poitrine un plus grand espace, ce qui tient à l'organisation même de leurs cellules : en effet, dans ce dernier cas, elles ont un volume, une capacité réelle, tandis que, dans les premiers instans de la vie, elles ne l'ont pas encore, elles l'acquièrent; car, avant que l'enfant ait respiré, les vésicules pulmonaires n'existent pas, elles ne sont que des cavités à parois contiguës, comme les ventricules du cerveau, par exemple. Elles doivent donc occuper moins d'espace qu'à une époque plus avancée, lorsqu'elles sont développées, que leurs cavités ont une existence réelle, qu'il existe, en un mot, de véritables cellules.

Si l'on ouvre le thorax d'un adulte qui n'ait point succombé à une maladie de poitrine et qui n'ait pas eu d'agonie en mourant, on voit que les poumons sont mous, plus ou moins flasques, non crépitans lorsqu'on les touche légèrement, qu'ils fuient en s'affaissant sous l'instrument tranchant, et qu'ils ne remplissent pas entièrement la cavité thoracique; cependant, toute proportion gardée, ils occupent plus d'espace que ceux des animaux, parce que l'élasticité de tissu y est moins développée (1).

La même remarque se fait chez les vieillards, mais l'espace qui existe chez ces derniers, entre la plèvre pulmonaire et la plèvre costale, est plus grand que chez les adultes ; ceci tient aussi à une autre circonstance, aux cartilages des côtes, qui, ossifiés, ne permettent pas à la poitrine de s'affaisser autant que lorsqu'ils sont encore cartilagineux.

---

(1) L'élasticité est d'autant plus grande dans les poumons, qu'on se rapproche de l'enfance; avec l'âge elle diminue beaucoup et semble même quelquefois disparaître entièrement. Ce fait ignoré de quelques personnes les a conduites à conclure que les poumons des enfans et des animaux étaient naturellement hépatisés.

Si l'on soumet ces poumons aux expériences que nous avons relatées plus haut, pour les animaux, on obtient des résultats absolument semblables; ainsi, si on les insuffle avec précaution au moyen d'un soufflet à gros bout, ils se distendent et reviennent sur eux-mêmes, sans offrir de crépitation; si on les détache avec soin de la poitrine et qu'on les abandonne plusieurs heures sur une table, ils s'affaissent, leur consistance devient mollasse, ils ne crépitent pas. Si on les insuffle au-delà de leur capacité naturelle; après l'insufflation, ils reviennent sur eux-mêmes, mais occupent alors un volume beaucoup plus grand qu'avant l'expérience, et ils restent crépitans au moindre contact.

Ainsi, dans les cadavres humains, les poumons sains ne crépitent pas davantage que ceux des animaux morts; maintenant si le phénomène se passe de même pendant la vie, si l'on peut le produire de même à volonté, nous pourrons, je crois, conclure que la crépitation est un phénomène maladif.

Lorsque l'on ouvre largement la poitrine d'un chien vivant, on voit tout à coup le poumon s'affaisser, diminuer considérablement de volume, être refoulé en arrière. Il est facile de s'apercevoir qu'il n'est nullement crépitant; on peut le détacher pour l'examiner avec plus de soin, il ne présente pas davantage ce phénomène, il est plus mou et plus flasque que dans les cadavres.

Nous n'avons pas eu occasion de vérifier, comme on pense bien, si des poumons humains vivans étaient ou non crépitans ; mais puisque ceux des animaux qui se rapprochent le plus de l'homme par l'organisation, ne le sont pas, et puisque l'on retrouve, chez les cadavres humains, des poumons qui n'offrent pas de crépitation, ce n'est pas, nous le croyons, forcer le raisonnement que d'admettre qu'au moins ces derniers n'étaient pas crépitans pendant la vie.

Ainsi des poumons humains vivans ou morts peuvent ne pas être crépitans, quoique la crépitation se remarque très-souvent chez l'homme ; il nous reste à prouver maintenant que ce phénomène est le caractère d'une des maladies des poumons.

Qu'est-ce donc que la crépitation ? comment se manifeste-t-elle ? quelle maladie indique-t-elle ?

Si l'on prive complétement un morceau de poumon de tout l'air qu'il renferme, au moyen d'une seringue, il devient de toute impossibilité de le faire crépiter, quelque pression que l'on exerce sur lui ; c'est donc l'air qui, en se déplaçant dans le poumon, détermine le phénomène qui nous occupe ; mais quel est ce déplacement ? est-ce son passage des dernières ramifications bronchiques dans les vésicules pulmonaires, soit pour y entrer, soit pour en sortir ? Non sans doute, car ce mouvement, comme nous l'avons vu dans les faits rapportés ci-dessus, ne détermine aucun bruit, si ce n'est celui de soufflet, comme on l'observe encore chez l'homme dans l'état de santé, au moyen de l'auscultation, bruit qui n'a jamais été confondu, nous le croyons, avec la crépitation cadavérique.

Lorsque l'on introduit un tube métallique dans l'inté-

rieur d'un morceau de poumon sain , par sa surface re-
couverte de la plèvre, en le déchirant, et qu'on y pousse
de l'air par ce conduit, dès lors le poumon se gonfle, se
remplit du fluide injecté, en produisant un bruit de crépitation très-marqué, et il devient très-fortement crépitant.
Qu'a-t-on fait dans cette expérience? On a insufflé de
l'air dans le tissu cellulaire du poumon , on l'a rendu
emphysémateux; la crépitation n'est donc autre chose
que la déchirure du tissu cellulaire pulmonaire et des
parois des vésicules , soit qu'on la produise par insufflation, soit qu'on la détermine par pression ; elle se ma-
nifeste par un bruit particulier quelquefois sensible à
l'ouïe, mais le plus souvent qui arrive au cerveau par
le toucher. La crépitation est donc un signe de l'emphysème du poumon comme elle est un signe de celui
qui a lieu dans le tissu cellulaire sous-cutané , déterminé par les contusions ou les plaies de poitrine, comme
on en remarque aux environs des abcès urineux, etc.

Mais, nous dira-t-on, dès qu'un morceau de poumon
renferme un peu d'air, il crépite par une forte pression, et on n'a pas d'autre but en le faisant crépiter
que de prouver qu'il en contient ! Nous sommes parfaitement d'accord sur ce point si l'on n'y attache pas
d'autre importance, mais nous désirons prouver, par
ce Mémoire, que les moyens de déterminer l'état sain
des poumons sont inexacts, que l'on ferait crépiter
de même tout autre tissu animal, dans lequel on ren-
fermerait de l'air, ainsi que le pratiquait Bichat pour
le cerveau, en y injectant ce fluide par l'artère caro-
tide; et que l'on méconnaît trop souvent l'emphysème

du poumon , puisqu'il existe peu de sujets chez lesquels on ne le rencontre d'une manière plus ou moins étendue.

Le passage de l'air, dans le tissu cellulaire du poumon , se fait peu de temps avant la mort; il est déterminé par le mode même de la respiration des agonisans. Cette respiration se compose, comme on sait, d'une inspiration profonde et brusque; puis la glotte se ferme. La poitrine, se trouvant ainsi fortement disendue , revient sur elle-même; mais, comme l'air se trouve retenu par l'occlusion de la glotte, il est fortement comprimé dans les vésicules pulmonaires, qui, ne pouvant résister, cèdent, se déchirent et déterminent l'emphysème; bientôt la glotte s'ouvre, et le fluide qui se trouve encore dans les vésicules non déchirées est chassé du poumon avec force, distend le pharynx, et sort avec bruit en produisant quelquefois le râle par la vibration du voile du palais. Si l'on veut essayer sur soi-même ce genre de respiration, on verra combien il est fatigant, quel sentiment de malaise il laisse dans la poitrine, et quels accidens peuvent en être la suite.

Mais toutes les morts n'arrivent pas ainsi; aussi trouve-t-on des poumons qui ne sont pas emphysémateux. Sans énumérer toutes les maladies qui peuvent déterminer cet état , nous dirons, en thèse générale, que toute mort violente et prolongée, toute agonie déterminée par une maladie aiguë et douloureuse; les maladies avec gêne de la respiration, causée par des altérations des poumons ou du cerveau, sont celles dans lesquelles on rencontre le plus souvent cet emphysème précurseur de la mort, qui certainement l'accélère et peut-être la détermine. Au contraire, rarement on trouve les poumons crépitans dans les maladies chroniques de long cours qui conduisent insensiblement les malades au tombeau, et surtout dans les affections cancéreuses abdominales. Nous ne prétendons pas dire cependant que les choses se passent toujours ainsi; nous avons seulement voulu tracer un grand cadre, dans lequel nous laissons une place pour les cas exceptionnels; mais il reste certain pour nous que l'on peut annoncer l'état du poumon, sous le rapport de l'air qu'il renferme, en observant avec soin les approches de la mort.

Si l'emphysème du poumon est une maladie aussi fréquente, s'il est produit avec autant de facilité dans les derniers instans de la vie, ne peut-il pas être déterminé de même par des circonstances qui nous sont inconnues? et dès lors ne doit-on pas lui attribuer une grande partie de ces morts qui ne sont point rares dans les hôpitaux, et auxquelles on ne peut trouver à l'autopsie cadavérique aucune cause matérielle? Nous n'en doutons nullement, et les deux observations qui suivent, que nous avons recueillies à une époque où la maladie qui nous occupe n'était point signalée, et dans lesquelles on ne retrouve aucune altération organique, si ce n'est l'emphysème des poumons, ne doivent-elles pas lui être attribuées?

Un homme de trente-six ans, d'une assez forte constitution, qui avait toujours joui d'une bonne santé, se

présenta, dans l'hiver de 1820, à l'hôpital Saint-Antoine. Depuis cinq mois, un flux hémorrhoïdal, dont
il était affecté depuis long-temps, n'avait point reparu,
et depuis un mois seulement il éprouvait des douleurs
passagères dans le ventre, qui, depuis huit jours, s'é-
taient fixées à la région épigastrique. En outre, il tous-
sait de temps à autre, sans que l'examen attentif de sa
poitrine ne fît reconnaître autre chose qu'un léger catarrhe pulmonaire. On le mit à l'usage de l'eau de
gomme et à la diète. Il resta dans cet état pendant cinq
jours sans éprouver de soulagement. On lui appliqua
alors quinze sangsues à l'épigastre ; elles fournirent
beaucoup de sang. Le soir, il se trouva soulagé. Le
lendemain, à la visite, il disait éprouver de la gêne
en respirant, et sentir un poids à la région épigastrique
qui l'empêchait de faire de longues inspirations : son
pouls était accéléré. On prescrivit une saignée ; mais
une heure après, avant qu'on l'eût pratiquée, le malade mourut. A l'ouverture du cadavre, nous ne trouvâmes aucune altération assez grave pour nous expliquer la mort ; l'estomac et les intestins étaient légèrement injectés ; quelques plaques rouges se voyaient
à la surface interne de l'estomac ; les deux côtés de
la poitrine contenaient un peu de sérosité citrine : les
poumons étaient volumineux, remplissaient parfaitement la cavité thoracique ; ils ne présentaient aucune
altération, si ce n'est un peu de rougeur dans les
bronches ; ils étaient fortement crépitans, par conséquent emphysémateux.

Un homme de soixante et un ans, ouvrier à la ma-

nufacture des glaces, se présenta, pendant l'été de
1820, à l'hôpital Saint-Antoine; il avait toujours été
assez bien portant, à l'exception de deux coliques
métalliques dont il avait été affecté, et pour lesquelles
il fut traité dans le même hôpital. Depuis trois ans, il
était sujet à un catarrhe pulmonaire, qui revenait de
temps à autre; et c'était pour cette dernière maladie
qu'il réclamait des soins. Lorsque nous l'examinâmes,
il était dans l'état suivant : toux fréquente, grasse, souvent par quintes, suivie d'expectoration muqueuse,
jaune, abondante; poitrine parfaitement sonore; respiration naturelle; parfois râle muqueux; pouls développé
et fébrile. Toutes les autres fonctions s'exécutaient naturellement. On lui prescrivit de l'eau de gomme, un
julep gommeux et quelques bains de pieds. Il resta
dans le même état pendant trois jours; mais alors il
se joignit aux symptômes ci-dessus énoncés de la gêne
à respirer. On prescrivit un bain de pieds sinapisé. Le
lendemain matin, on le trouva mort dans son lit.
L'ouverture du cadavre ne fit voir autre chose que
des poumons qui furent considérés comme étant parfaitement sains; ils étaient crépitans, renfermaient
beaucoup d'air, remplissaient complétement les deux
côtés de la poitrine; le gauche offrait à sa surface de
légers enfoncemens, déterminés par la pression des
côtes. Nous ne doutons nullement que, dans les deux
cas que nous venons de rapporter et que nous prenons
au hasard parmi plusieurs autres du même genre, on
ne puisse avec raison attribuer la mort à l'infiltration
de l'air dans le tissu cellulaire du poumon.

Maintenant, quel est le caractère de l'état sain des poumons? Un poumon sain varie pour la couleur suivant les âges, depuis le rose clair jusqu'au gris-noir marbré; il ne remplit pas en totalité le thorax; il est mou lorsque l'on passe légèrement le doigt dessus, et la partie touchée s'affaisse sans offrir aucune espèce de crépitation ni de résistance que celle donnée par la masse de l'organe. Lorsque l'on souffle dessus par une colonne d'air continue, la partie touchée par elle s'affaisse, puis revient sur elle-même. Lorsque l'on fait des incisions dans son épaisseur avec un bistouri bien tranchant, les cellules voisines se vident, et aucun bruit n'est déterminé par l'instrument; et si, dans cet état, on abandonne l'organe, il s'affaisse complétement, et ne garde plus que le volume qui lui est donné par son squelette cartilagineux.

Nous avons tenté bien des fois de voir les vésicules pulmonaires en essayant de dessécher un poumon; nous n'avons jamais pu y parvenir complétement. L'insolation, l'étuve, l'exposition au feu, ont été employées sans résultat. Le moyen qui nous a réussi le mieux est celui-ci : nous avons attaché avec soin l'extrémité d'un tube à un poumon d'animal récemment tué, ou à un lobe de poumon humain, l'autre extrémité étant fixée à une vessie de cochon, garnie d'autre part, d'un robinet par lequel nous la remplissions d'air; un léger poids placé sur elle nous servait à la vider et à faire passer ainsi le fluide dans le poumon. Par ce moyen nous établissions dans cet organe un léger courant d'air; nous opérions à un soleil ardent, et

cependant nous ne pouvions parvenir qu'à un des-
sèchement de la surface extérieure, l'air se perdant
continuellement sans qu'il nous fût possible d'y remédier. En enlevant la plèvre qui recouvrait ce poumon, avec un instrument bien tranchant, nous distin-
guions les cellules, soit à l'œil nu, soit avec une
loupe; mais elles nous ont paru constamment plus petites et surtout plus régulières que celles dont M. Magendie a donné le dessin dans son *Journal de Physiologie*, et qui ont été obtenues en faisant dessécher des
morceaux de poumon insufflé ou non, sur lesquels on
posait des ligatures qui, avant d'empêcher l'air de sortir, le refoulaient dans la portion voisine de poumon
que l'on voulait conserver, et le forçaient ainsi à dé-
chirer les cellules. Ce procédé, très-ingénieux pour déterminer la structure de ces organes, ne nous paraît
donc plus suffisant aujourd'hui.

L'air peut déterminer l'emphysème du poumon, par
deux voies différentes, soit qu'il arrive par la trachée-
artère, soit lorsqu'il est injecté dans les vaisseaux pulmonaires. Examinons ces deux modes de production.

La dilatation des vésicules pulmonaires, à laquelle
on a donné improprement le nom d'emphysème du
poumon, et que Laennec lui-même appelle exagéra-
tion de l'état naturel de cet organe, est-elle une maladie qui puisse déterminer la mort? Si nous considérons
que l'âge produit constamment ce phénomène, que les
vésicules peuvent devenir extrêmement grandes, sans
que ces cavités quelquefois énormes aient été soup-
çonnées pendant la vie, nous pourrons répondre né-

gativement ; mais alors comment se fait-il que la mort arrive à la suite de ces affections ? C'est que positivement il survient un moment où les vésicules se déchirent, l'air passe dans le tissu cellulaire, gêne la circulation, et empêche le sang d'être renouvelé en assez grande quantité, pour sa transformation entière de sang veineux en sang artériel, et que la sanguification n'étant pas complète, la vie ne peut s'entretenir ; la mort arrive donc par le défaut d'hématose et non par asphyxie comme on pourrait le croire. Un fait aussi palpable n'avait pu être méconnu par Laennec, et bien qu'il ne lui ait pas donné toute l'importance qu'il mérite, il ne laisse pas de l'avoir signalé ; car il dit, page 212, t. 1 : « Mais lorsque cette distension (celle des cellules)

» devient trop considérable, ou se fait d'une manière

» trop rapide, les cellules aériennes se rompent dans

» quelques points, et il se fait dans le tissu cellulaire

» ambiant du poumon, une véritable infiltration d'air,

» tout-à-fait semblable à celle qui a lieu dans l'emphy-

» sème sous-cutané. A l'absence plus ou moins grande

» du bruit pulmonaire se joint, lors des grandes inspi-

» rations, un léger râle sibilant, analogue au cliquetis

» d'une petite soupape. »

Laennec a donc connu la maladie qui nous occupe, puisque non-seulement il en a donné l'anatomie, mais encore puisqu'il a indiqué le symptôme qui la caractérise ; car le bruit de cliquetis qu'il attribue « au déplace-

» ment d'un peu de mucus visqueux » n'est autre chose que le bruit formé par la déchirure même des cellules et surtout du tissu cellulaire ; en effet, il se remarque

particulièrement daus les grandes inspirations, et il n'es
jamais plus fort qu'aux approches de la mort, où elles
deviennent très - profondes ; mais alors il est souvent
éclipsé par d'autres bruits, tels que le râle muqueux,
crépitant, etc. ; d'un autre côté, comme un grand
nombre de maladies peuvent aussi donner lieu à l'infiltration cellulaire aérienne, soit en altérant la structure
du poumon, soit en modifiant les fonctions respira-
toires, il s'ensuit que l'emphysème devient une maladie principale qu'il faut bien se garder de con-
fondre avec la dilatation des vésicules pulmonaires, à
laquelle on a donné une dénomination (*emphysème*)
qui ne lui convient nullement et qu'il est utile, pour
éviter la confusion des idées, de lui retirer.

En 1826 nous accouchâmes une dame enceinte de
huit mois ; l'enfant qu'elle mit au monde, du reste
bien constitué, ne donna aucun signe de vie ; nous
essayâmes divers moyens pour établir la respiration,
et l'insufflation du poumon ne fut pas oubliée, cependant la vie ne se rétablit pas. Lorsque nous fîmes l'ouverture du corps, nous ne trouvâmes aucune cause
probable de mort ; et les poumons étaient fortement
emphysémateux. Cette observation était bien de nature
à nous suggérer de graves réflexions, et entre autres
celle-ci, que si les vésicules pulmonaires dilatées peuvent se rompre pour donner naissance à l'emphysème,
comme nous l'avons vu précédemment, l'insufflation
d'un poumon sain peut bien déterminer l'emphysème,
et ajouter ainsi une cause de mort à celle à laquelle
on se propose de remédier. Mais ici nous nous arrê-

tons, M. Leroy d'Etiolle nous a devancé, et les deux beaux mémoires qu'il a publiés sur l'asphyxie tiennent dignement la place de tout ce que nous pourrions dire; nous ajouterons cependant pour les confirmer les faits suivans :

Lorsque l'on pousse fortement par la trachée-artère d'un animal, une colonne d'air, tout à coup la respiration s'arrête, les battemens du cœur se multiplient pour la fréquence et pour la force, et l'animal meurt sans se débattre; la vie semble être anéantie brusquement. A l'ouverture des cadavres, on trouve les poumons pâles, emphysémateux, offrant de petites ecchymoses, le cœur droit fortement distendu par du sang et le cœur gauche rempli d'air et d'un peu de sang fluide.

Lorsque l'injection de l'air est faite fortement et brusquement, la mort arrive de même, mais les poumons quoiqu'emphysémateux, sont moins gros, les vésicules pulmonaires sont vides, et le volume que conserve l'organe est dû à l'air renfermé dans le tissu cellulaire. Les cavités des plèvres sont remplies d'air, ce fluide a passé du poumon dans les cavités thoraciques, et est devenu ainsi le moyen de pression par lequel l'air a été chassé des cellules pulmonaires. Ce phénomène et l'impossibilité de conserver un poumon insufflé tient à la facilité avec laquelle l'élasticité des poumons détermine la rupture de la plèvre qui les recouvre.

Quels que soient les animaux que l'on emploie pour ces expériences, on obtient toujours les mêmes résultats, et si l'on a quelquefois échoué en voulant les développer, il faut en rapporter la cause au mode

2

opératoire, qui ne se trouve pas toujours en rapport
avec le volume de l'animal.

Par l'insufflation pulmonaire forcée, l'emphysème
du poumon est toujours développé, ce qu'il est facile
de prouver, en aspirant avec une seringue tout l'air
contenu dans les vésicules, puisqu'après cette aspira-
tion le poumon reste encore crépitant. Ici, nous de-
vons signaler une erreur qui s'est glissée dans le mémoire de M. Leroy d'Etiolle. Nous avions cru, d'après
ce mémoire publié dans les archives de médecine, tom.
III, qu'il attribuait la mort par l'entrée de l'air dans les
veines, à un emphysème du poumon, mais nous voyons
dans son second mémoire sur l'asphyxie, pag. 8, en
indiquant les causes de la mort par l'insufflation du
poumon, qu'il dit « que quelquefois les cellules pul-
» monaires lui ont paru plus dilatées que dans l'état
» naturel, que l'organe était devenu emphysémateux. »
Or si M. Leroy d'Etiolle appelle emphysème du poumon la dilatation des vésicules, il n'a pas saisi les phé-
nomènes qui se passent dans l'insufflation faite soit par
la trachée-artère, soit par le cœur; et il nous paraît
avoir accordé trop d'importance à un phénomène se-
condaire, la dilatation de la poitrine; car si l'on ouvre
les deux côtés du thorax d'un animal, pour le faire
périr, la pression extérieure est bien suffisante pour
empêcher le poumon de se dilater, mais le sang ne
s'amasse pas dans le cœur, il continue à circuler dans
les vaisseaux du poumon et de tous les autres organes,
tandis que quand la mort a eu lieu par l'insufflation par
la trachée-artère, comme nous venons de le voir, il

existe une telle désorganisation dans le poumon, que
le sang ne peut plus le traverser et distend fortement
le côté droit du cœur; c'est donc à l'emphysème et non
à la pression exercée à la surface du poumon par l'air
contenu dans les plèvres, qu'il faut rapporter la mort
dans le cas qui nous occupe. La pathologie vient encore ici appuyer notre opinion; car si la mort arrivait
par la pression extérieure du poumon, il serait indifférent que cette pression soit exercée par l'air ou par
un liquide; or l'on rencontre souvent de vastes épanchemens dans un ou les deux côtés du thorax; les
poumons y sont tellement affaissés, que quelquefois ils
ne présentent plus qu'un très-petit volume, et cependant la mort n'a pas lieu comme nous l'avons décrite
plus haut. Mais si l'on tient à ce que ce soit l'air qui
comprime les poumons, en invoquant sa propriété de
raréfaction, alors nous citerons ces faits qui ne sont
pas rares dans les fastes de la chirurgie militaire, de
plaies pénétrantes dans les deux côtés de la poitrine,
suivies de guérison; et nous ajouterons que, lorsqu'elles
sont mortelles, c'est par une hémorrhagie primitive
ou une inflammation consécutive et non par la pression
de l'air sur les poumons.

Nous avons produit chez des animaux des plaies pénétrantes de poitrine, en introduisant dans un espace
intercostal un trois-quarts armé de sa canule, puis nous
retirions le trois-quarts, la canule demeurait et donnait
accès à l'air dans le thorax; par elle nous avons même
soufflé fortement dans les deux côtés de la poitrine pour
refouler les poumons, et quoique nous ayons constam-

ment eu soin de changer le parallélisme de la plaie pour empêcher l'air de sortir, nous n'avons jamais observé qu'une accélération de la respiration, un malaise et de l'inquiétude, qui cessaient bientôt. Nous avons conservé des lapins qui nous avaient servi à ces sortes d'expériences, pendant plus d'un mois, dans un parfait état de santé ; cependant si la mort par l'insufflation pulmonaire était due à la pression extérieure du poumon, il devrait être indifférent pour qu'elle fût déterminée, que l'air pénètre dans la cavité des plèvres en passant par le poumon, ou bien qu'il y arrive directement par une ouverture faite aux parois du thorax.

Nous avons dit qu'en fait, l'air introduit dans les vaisseaux du poumon déterminait la mort en produisant l'emphysème ; ce fait important est prouvé non-seulement par les expériences de Bichat, Nysten et M. Magendie, mais encore par les deux observations qui suivent :

Éloi-François Lemel, serrurier, âgé de 23 ans, d'une forte constitution, d'un tempérament sanguin, ayant toujours joui d'une bonne santé, se présenta à l'hôpital Saint-Antoine, le 8 juillet 1818, pour se faire extirper une tumeur qu'il portait à l'épaule droite, et qui avait commencé à se développer il y avait environ cinq ans.

Cette tumeur s'étendait d'arrière en avant depuis l'épine de l'omoplate, jusqu'au niveau du bord supérieur de la deuxième côté ; elle occupait transversalement la partie moyenne de la clavicule, laissant libres les quarts externe et interne. Élevée d'à peu près trois pouces, elle formait une masse mobile en avant et sur

les côtés ; mais fixe à l'épine de l'omoplate, à l'acro-
mion et à la partie externe de la clavicule, elle semblait s'enfoncer sous ces os, et se terminer ainsi insensiblement.

Elle était molle, renittente, formée de plusieurs lobes très distincts ; la peau était saine ; seulement, à la
partie interne et antérieure, elle était amincie et rouge
dans l'étendue d'environ un pouce.

Cette tumeur, qui s'était développée sans cause connue, avait eu une marche assez lente, et ce n'était
que dans les derniers temps qu'elle avait acquis le
volume considérable qu'elle offrait ; du reste elle ne
causait aucune douleur, n'était point sensible à la pression ; les mouvemens de l'épaule étaient très-libres,
puisque le malade travaillait continuellement à la ser-
rurerie ; elle ne gênait que par son volume.

D'après la marche et les symptômes de cette maladie,
on ne douta point qu'on ne pût en faire l'extirpation ;
elle fut donc enlevée le 14 juillet de la manière suivante,
avec toute la dextérité connue à M. le Dʳ Beauchêne :

Une incision cruciale fut pratiquée à sa surface, les
angles de la peau furent disséqués jusqu'à la base de la
tumeur ; on la détacha d'avant en arrière, en ayant
soin de ménager le grand pectoral et la première côte ;
derrière cette dernière elle s'enfonçait profondément ;
elle fut disséquée latéralement et déchirée d'avant en
arrière. Dans cette première portion de la tumeur se
trouvaient les trois quarts externes de la clavicule, qui
avaient éprouvé les altérations que nous exposerons
plus bas.

Le reste de la tumeur fut enlevé tant avec les doigts qu'avec le bistouri. La portion la plus postérieure s'étendait dans la fosse sus-épineuse, et fut enlevée avec beaucoup de difficulté, en ayant soin de ménager le muscle trapèze, qui fut cependant endommagé dans une partie de son bord externe et supérieure. Le muscle sus-épineux fut entièrement respecté. Une partie de la tumeur adhérait à l'articulation scapulo-humérale et à la partie externe du bord supérieur du grand pectoral ; elle fut disséquée et enlevée avec soin. A la partie interne elle fut détachée avec précaution des scalènes. Restait l'extrémité interne de la clavicule qui était malade ; mais la partie articulaire était saine, il fallait donc la respecter ; on disséqua la portion altérée dans toute son étendue, et des aides l'ayant soulevée, fixée, et protégé les parties environnantes avec leurs doigts, on en fit la section au moyen d'une petite scie.

Jusqu'à ce moment de l'opération, le malade n'avait perdu qu'une assez petite quantité de sang ; il n'était pas sensiblement affaibli ; le pouls était plein, régulier et fort ; la respiration facile. On renversa en dehors la portion d'os sciée, puis on la détacha avec le bistouri ; tout à coup un bruit particulier se fit entendre, il était absolument semblable à celui que fait l'air lorsqu'il entre par une petite ouverture dans la poitrine d'un animal vivant. Un aide, de suite, porta ses doigts sur la partie supérieure de la plèvre, que chacun croyait ouverte, dans sa portion qui dépasse la première côte ; et le bruit cessa aussitôt. Pendant ce temps qui fut très-court, le malade dit : *mon sang tombe dans*

mon cœur, je suis mort. Il devint pâle , sa tête se renversa en arrière ; les yeux fixes ne distinguaient plus les
objets ; la respiration facile mais bruyante ne semblait
plus se faire que du côté gauche de la poitrine ; le côté
droit semblait n'exécuter que des mouvemens très-fai-
bles ; le pouls était très-petit, fréquent, dur, irrégulier ;
tout le corps se couvrit de sueur froide , et il y eut quelques mouvemens convulsifs. Persuadé que de l'air et une
certaine quantité de sang avaient pénétré dans le thorax , une sonde de gomme élastique, aplatie entre les
doigts du chirurgien , fut glissée entre ceux de l'aide qui
bouchait l'ouverture , et on tâcha , en aspirant par ce
tuyau , de retirer l'air que l'on pensait être introduit
dans la poitrine ; trois inspirations furent faites , de
l'air fut pompé, avec difficulté à la vérité ; mais ve-
nait-il de la poitrine ou du dehors ?

Une éponge entourée d'un linge enduit de cérat fut
mise avec précaution à la place des doigts de l'aide ;
pendant ce changement , le même bruit se fit entendre
de nouveau , mais assez peu de temps pour qu'une très-
petite quantité de fluide seulement eût accès dans la
cavité. On pensa , par la difficulté qu'il semblait avoir
à pénétrer , par les vibrations des bords de l'ouverture,
que la plaie était très-petite , et que par conséquent
une grande quantité de sang n'avait pu s'introduire
dans le thorax , mais qu'une suffisante quantité d'air
pouvait empêcher la dilatation du poumon.

La syncope continuait, de l'eau froide rappela le
malade à la vie pour quelques instans ; alors on épon-
gea la plaie, on lia les vaisseaux les plus volumineux ,

et un fer rouge fut passé à sa surface pour détruire ce qui pouvait rester de l'affection cancéreuse ; puis on fit le pansement, en ayant soin de comprimer sur l'éponge qui bouchait l'ouverture. Cependant les symptômes généraux s'aggravèrent, et le malade mourut un quart d'heure après l'opération, qui dura environ une demi-heure.

La tumeur examinée avec soin présenta les conditions suivantes : elle était composée d'une substance fibro-celluleuse, consistante, friable, grise, parsemée d'une infinité de petits points blanchâtres ; dans quelques parties on voyait des noyaux de cette substance blanche, dans d'autres elle existait sous forme fibreuse formant des cordons plus ou moins volumineux, qui semblaient lier les différens lobes de substance grise qui composaient la tumeur. Dans d'autres endroits encore, la substance blanche formait de grosses masses fibreuses qu'il était facile de disséquer, de séparer avec le bistouri, ou par traction seulement. Toute la tumeur était parsemée d'un très-grand nombre de petits vaisseaux sanguins, de légers épanchemens de sang existaient çà et là. Dans quelques endroits se voyaient de petites cavités renfermant une matière visqueuse, épaisse, jaunâtre ; un foyer beaucoup plus considérable existait à la partie antérieure interne de la tumeur ; il contenait un liquide épais, rouge, parfaitement semblable à de la lie de vin ; les parois de ce foyer étaient formées par la substance blanche.

La clavicule se trouvait placée dans la partie antérieure de la tumeur, elle avait éprouvé des altérations

différentes suivant les points où on l'examinait ; la portion la plus interne était saine ; celle qui venait après
était gonflée, irrégulière, composée entièrement de
substance compacte, et offrait sur toute sa surface des
irrégularités, des saillies, des enfoncemens semblables
à ceux que l'on remarque sur un séquestre. La troisième portion était dégénérée complétement et faisait
partie de la tumeur. Cependant on remarquait dans le
lieu qu'elle aurait dû occuper, plusieurs noyaux blanchâtres, durs, assez semblables aux cartilages des
côtes ; ces trois portions de la clavicule étaient bien
distinctes l'une de l'autre et avaient à peu près chacune
un pouce de longueur.

La quatrième portion comprenait environ le tiers
externe de la clavicule, et offrait deux parties à ob-
server. La substance compacte de l'os, qui était peu
épaisse, était de même nature que les noyaux que nous
avons vus composer la troisième portion, c'est-à-dire
cartilagineuse ; on voyait çà et là de petits morceaux
d'os usés, de véritables petits séquestres. La substance
celluleuse de l'os était transformée en une matière
molle, pulpeuse, grisâtre, très-facile à détacher.

Les attaches des muscles à la clavicule n'existaient
plus ; leurs extrémités se confondaient avec la tumeur.

*Ouverture du cadavre dix-huit heures après la
mort.* Peau pâle avec des vergetures ; lèvres et nez
violets ; muscles très-volumineux et rouges.

Poitrine. Côté gauche du thorax renfermant une
assez grande quantité de sérosité rougeâtre ; le côté
droit en contient une moins grande quantité : poumons

très-sains, *crépitans* remplissant parfaitement les deux cavités thoraciques : point d'épanchement de sang ; point d'ouverture à la plèvre droite.

Plaie. Il n'existait plus aucune portion de la tumeur, et lorsqu'on eut enlevé une légère couche de tissu cellulaire qui avait été brûlé à la surface de la plaie, on put voir que celle-ci était formée, d'arrière en avant, par les parties suivantes : le trapèze, les sus-épineux, le bord supérieur de l'omoplate, la partie inférieure du scalène postérieur, l'omoplate hyoïdien ; les nerfs cervicaux formant le plexus brachial ; l'artère et la veine sous-clavière, la première côte. Cette plaie était limitée en dedans par les muscles scalènes et les nerfs cervicaux, et en dehors par l'articulation scapulo-humérale.

A la partie antérieure interne de la plaie se voyait la veine jugulaire externe, qui avait été coupée lorsqu'on détacha la portion de clavicule qui avait été sciée. Ce vaisseau, sain d'ailleurs, avait éprouvé une perte de substance, longue d'un pouce, qui comprenait environ la moitié de son calibre. Cette plaie se terminait immédiatement au-dessus de la veine sous-clavière droite, et était bornée en bas par cette dernière, de telle sorte que, si l'incision eût été prolongée d'une ligne, la sous-clavière aurait été ouverte d'autant. La veine cave supérieure ne contenait pas de sang ; sa membrane interne était rouge : le péricarde renfermait de la sérosité : les quatre cavités du cœur étaient parfaitement vides de sang ; celles du côté gauche paraissaient dans l'état naturel ; peut-être le ventricule était-il un peu épaissi : les cavités droites étaient flasques , très-minces ; pâles , et beaucoup plus grandes que celles du côté opposé.

Crâne. Le cerveau offrait une teinte généralement grise ; les petits points sanguins que l'on remarque lorsqu'on le coupe par tranche , étaient très-nombreux et volumineux ; tous les vaisseaux dont le calibre était assez gros pour les rendre visibles , renfermaient une très-grande quantité de bulles d'air.

Abdomen. Les organes de cette cavité ne présentaient rien de remarquable. L'aorte , les artères crurales, la veine cave inférieure et les iliaques contenaient du sang mêlé à des bulles d'air.

On s'attendait, en commençant l'ouverture de ce cadavre , à trouver le côté droit de la poitrine rempli d'air ; on fut bien surpris de n'en pas rencontrer. Dès lors on ne sut à quoi attribuer la mort de ce malheureux : les uns pensaient qu'elle avait eu lieu par hémorrhagie... l'état des vaisseaux et des muscles dut faire rejeter cette hypothèse ; les autres l'attribuaient à la douleur... mais en ayant égard à l'état de la veine jugulaire, à son ouverture jusqu'à la sous-clavière , qui, étant toujours distendue par le sang qui revient au cœur, empêchait les parois de la première de s'affaisser ; au bruit que nous avions entendu lors de la mort de cet homme ; à sa cessation, lors de la compression que nous avions exercée avec nos doigts ; au nouveau bruit qui se manifesta lorsque nous cessâmes cette compression ; à l'air que nous avions trouvé dans les vaisseaux : en ayant égard, disons-nous, à ces diverses circonstances, nous ne balançâmes pas à dire quelle était la cause de la mort de Lemel ; mais, comme c'était s'éloigner des idées reçues, notre opinion fut rejetée et même tournée en ridicule. Le lendemain, nous communiquâmes cette observation à M. Magendie, qui en donna un extrait dans son Mémoire sur la mort déterminée par l'entrée de l'air dans les veines. (*Journal de Physiologie*, t. Ier, p. 190.)

Nous lûmes ensuite cette observation dans une société de médecine ; M. Leroy d'Étiolle en fut nommé rapporteur, et publia, quelque temps après, sa note sur les effets de l'introduction de l'air dans les veines, qu'il a insérée dans le tome III des Archives de Médecine. Nous sommes conduits à relater cette circonstance par la note que l'on voit dans ce Mémoire, et non pour demander la priorité que M. Leroy y réclame, bien convaincu que, dans la science, l'importance d'un fait est dans sa publication, et non dans la personne qui le fait connaître. Voici cette note : « Bien que M. Piedagnel n'ait jusqu'à ce jour rien publié sur le sujet qui m'occupe, et que j'aie sur lui l'avantage de la priorité, je dois à la vérité de dire qu'il avait en même temps que moi conçu cette idée : que la mort qui est produite par l'introduction de l'air dans les veines peut être l'effet d'un engorgement aérien, d'un emphysème subit du poumon. A cet égard, nous nous étions rencontrés, puisque, dès le mois de février, dans l'instant où il m'exposait sommairement son opinion, je lui montrais cette même idée écrite et développée dans un rapport que je lus, quelques jours après, dans

le sein d'une société dont il fait partie. » (C'était le rapport de l'observation précédente.)

Bientôt un fait semblable au précédent se présenta
à l'Hôtel-Dieu; en voici l'observation que, pour plus
d'exactitude, nous transcrivons des Archives générales
de Médecine, tome V :

Le 19 novembre 1822, une jeune fille, nommée
Alexandrine Poirier, remarquable par la force et la
beauté de sa constitution, entra à l'Hôtel-Dieu pour y
être traitée d'une tumeur qu'elle portait à la partie
postérieure et latérale du cou. Il y avait alors dix mois
seulement que, sans cause connue, la maladie avait
commencé à se développer, et cependant elle avait fait
des progrès tels qu'elle s'étendait de haut en bas depuis l'apophyse mastoïde et la protubérance occipitale
externe jusqu'à la clavicule et le bord supérieur de
l'omoplate, et d'avant en arrière depuis le bord postérieur du muscle sténo-mastoïdien jusques au-delà de la
ligne médiane de la région cervicale postérieure. Elle
avait la forme d'un demi-ovoïde ; sa surface antérieure, plane, était appuyée sur les muscles posté-
rieurs du cou; sa face postérieure, convexe, était re-
couverte par la peau, le muscle paucier, une très-
petite portion du trapèze, par un assez grand nombre
de petits filets nerveux, provenant du plexus brachial
superficiel, par quelques artères branches des cervi-
cales superficielles et profondes, et par quelques veines
dont une assez grosse se trouvait logée dans une espèce
de gouttière creusée en avant, vers le milieu de sa hauteur, et se rendait dans la jugulaire externe. A sa du-

reté, à sa résistance et à son défaut de sensibilité,
M. Dupuytren reconnut facilement qu'elle était de
nature cellulo-fibreuse, et décidé par la rapidité de
son accroissement, par la certitude qu'elle ne tarde-
rait pas de dégénérer, par la mobilité assez grande
qu'elle conservait encore, et aussi par le succès qu'il
venait récemment d'obtenir, proposa à la malade d'en
pratiquer l'extirpation sans délai : celle-ci accepta ; elle
fut préparée par un bain et par un purgatif léger, et, le 22
novembre, elle descendit à l'amphithéâtre pleine de
force, de courage et d'espérance. M. Dupuytren la fit pla-
cer sur une chaise, la face tournée contre le dossier ; et,
après s'être de nouveau assuré de la mobilité de la tumeur, ainsi que du nombre et de l'importance des parties
qu'il lui faudrait diviser, il commença l'opération par
une incision dirigée de haut en bas et d'arrière en avant.
Il voulut par là éviter quelques-unes des douleurs de l'o-
pération, en coupant d'abord, près de leur origine, les
filets nerveux, que l'instrument tranchant devait néces-
sairement atteindre plusieurs fois. Cette incision fut ren-
due cruciale. Les lambeaux, quoiqu'appliqués immédiatement sur le corps fibreux, furent disséqués avec assez
de facilité. Quatre ou cinq minutes après le commen-
cement de l'opération, la tumeur, soulevée par un aide
qui, la renversant tantôt sur un côté, tantôt sur l'autre, exerçait sur elle des efforts qui la rapprochaient,
et l'éloignaient alternativement des organes sous-ja-
cens, et, cherchant à la culbuter, facilitait ainsi beaucoup la section du tissu cellulaire par lequel elle était
liée aux parties profondes, ne tenait plus qu'au lam-

beau antérieur des tégumens, et la malade, qui n'avait perdu qu'une très-petite quantité de sang, puisqu'on n'avait divisé aucun vaisseau assez gros pour être lié immédiatement, supportait très-bien, et sans trop se plaindre, les douleurs inévitables d'une dissection assez minutieuse, lorsque tout à coup on entendit un sifflement prolongé, analogue à celui qui est produit par la rentrée de l'air, dans un récipient dans lequel on a fait le vide. L'opérateur s'arrête un instant étonné : « Si nous n'étions aussi loin, dit-il, des voies aériennes, nous croirions les avoir ouvertes. » A peine avait-il achevé sa phrase, et donné le dernier coup qui devait séparer la tumeur, que la malade s'écrie : « *Je suis morte!* » et est aussitôt prise d'un tremblement général, puis s'affaisse sur sa chaise, et tombe sans mouvement et sans vie. On employa en vain tous les moyens imaginables pour ranimer l'action du cœur ; on fit des aspersions d'eau froide sur le visage et sur le corps; on renouvela l'air extérieur ; M. Dupuytren insuffla lui même de l'air dans les poumons, pendant que des aides pratiquaient, soit sur la région précordiale, soit sur toutes les parties du corps, des frictions vigoureuses, à l'aide des mains sèches ou des linges imbibés d'ammoniaque. On versa quelques gouttes d'éther dans la bouche; on irrita la membrane pituitaire avec la vapeur de l'alcali volatil ; on introduisit de la fumée de tabac dans le rectum et dans les fosses nasales; enfin, on mit en usage, et presque simultanément, tous les moyens connus de remédier à la syncope et à l'asphyxie : tout fut inutile ;

la chaleur s'éteignit peu à peu dans les extrémités d'abord, puis dans le tronc; et telle avait été la surprise générale, que cette circonstance seule, en prouvant la réalité d'une mort qui frappait de consternation tous ceux qui en avaient été témoins, pût faire cesser l'administration des secours qu'on pratiqua pendant plusieurs heures à cette jeune fille, dans l'espoir qu'on n'abandonna qu'à la dernière extrémité de la rappeler à la vie. On avait trop d'intérêt à connaître la cause de sa mort pour ne pas faire l'autopsie avec soin.

L'opération avait été faite en présence d'un grand concours d'élèves; l'ouverture du corps eut lieu de même en leur présence vingt-quatre heures après. Le cadavre était encore roide, et il n'existait aucune trace de putréfaction. On commença par *l'appareil circulatoire;* le péricarde était sain; l'oreillette droite était distendue par de l'air qui lui donnait une tension élastique, et lorsque ses parois furent incisées, cet air s'en échappa en grande quantité sans aucun mélange de sang. Cette cavité contenait cependant une petite quantité de ce liquide non concrété. Du sang également à l'état liquide se rencontra dans les autres cavités du cœur qui étaient saines, et dans les artères et dans les veines du corps, des membres et du cerveau; il y était mêlé à une si grande quantité d'air, que les vaisseaux piqués de distance en distance laissaient partout échapper des bulles mêlées de sang.

Appareil respiratoire. Les plèvres étaient lisses, minces, sans sérosité; les poumons rouges, souples,

crépitans, élastiques, parfaitement sains; la trachée-
artère n'offrait aucune trace de lésion.

Appareil sensitif. Les membranes séreuses du cerveau étaient minces et transparentes, sans sérosité et
sans injection ; le tissu de l'encéphale, ferme, non injecté, à couleurs bien tranchées.

Appareil digestif. La membrane muqueuse de l'estomac, molle et rosée, présentait quelques plaques
rougeâtres ; on retrouvait quelques-unes de ces plaques, manifestement dues à l'injection des vaisseaux
capillaires, sur la membrane muqueuse de l'intestin
grêle ; dans toute la longueur du gros intestin cette
membrane était blanche, molle et parfaitement saine.
Le foie et la rate étaient sains ; le premier, brun cas-
sant, à petits grains ; la seconde ferme et de couleur
brune.

Appareil locomoteur. Les muscles étaient fermes
et rouges, sans aucune apparence de putréfaction.

Examen de la plaie et de la tumeur. Les quatre
lambeaux relevés permirent de s'assurer qu'à l'exception de quelques fibres du muscle trapèze, aucun
muscle n'avait été coupé. Les muscles de la partie
postérieure du cou étaient à nu ; on n'apercevait aucun déplacement dans les vertèbres de cette région.
Cependant, pour acquérir toute certitude à cet égard,
on enleva tous les corps musculaires, et on s'assura
de la parfaite intégrité des os et des ligamens qui les
assujettissent. La tumeur, mesurée exactement, avait
sept pouces de longueur, cinq pouces de largeur près
de la grosse extrémité, trois pouces vers la petite, et

quatre-pouces dans sa plus grande épaisseur; elle pesait une livre et demie; incisée, elle a offert tous les caractères des productions fibro-celluleuses non encore dégénérées (1).

Nous avions aidé dans la première opération; c'est nous qui avions signalé le genre de mort de Lemel; puis nous avions assisté aux expériences faites par M. Magendie, et qui sont rapportées dans son Mémoire; nous ne pûmes donc nous tromper sur la nature de l'accident arrivé pendant l'opération de M. Dupuytren, et nous lui annonçâmes quelle avait été la cause de la mort de cette malheureuse femme. En effet, le lendemain l'ouverture démontra, comme on a pu le voir, si nous nous étions trompés.

Pour expliquer la mort par l'introduction de l'air dans le système sanguin, les auteurs ont émis diverses opinions. Bichat a dit qu'elle était produite par le contact de l'air sur le cerveau. Nysten, d'après ses nombreuses expériences, l'avait attribuée à la distension du cœur, et il a même écrit que la mort arrivait d'abord par le côté gauche de cet organe, et que la cessation des battemens des cavités droites n'arrivait que secondairement. M. Magendie, sans établir cette distinction, a pensé aussi que la distension des cavités du cœur, par l'air raréfié, empêchait cet organe de se contracter. M. Leroy a le premier écrit que l'état

---

(1) Nous avons fait imprimer ces deux observations avec tous les détails chirurgicaux qu'elles ont présentés, dans l'intention qu'elles puissent servir par la suite à éviter des accidens aussi funestes.

du poumon pouvait contribuer à déterminer la mort ; mais, dans son deuxième Mémoire sur l'asphyxie, il dit *s'être aperçu* que, dans le premier, il avait accordé beaucoup trop d'importance à l'emphysème du poumon. Toutefois on y lit, p. 411 des Archives : « L'air » introduit dans les veines pourrait donc produire la » mort de trois manières : par son influence sur le cer- » veau, en affectant sa sensibilité, ou en agissant sur » lui mécaniquement ; par son influence sur le poumon, » en déterminant un emphysème subit dans cet or- » gane ; par son influence sur le cœur, en le privant » de sang artériel. »

D'après les expériences que nous avons faites nous-mêmes sur ce sujet, nous pensons que le changement apporté dans la structure du poumon est la cause première et principale de la mort ; car si l'on pousse de l'air en petite quantité et lentement dans le système sanguin par une veine jugulaire, l'animal sujet de l'expérience n'éprouve aucun accident, si ce n'est de la gêne en respirant, et sa santé se rétablit promptement. Si, au contraire, on introduit l'air brusquement dans l'oreillette droite, comme M. Magendie l'a exécuté, et comme nous l'avons fait aussi plusieurs fois, tout à coup la respiration cesse, et le cœur présente des battemens précipités et très-forts : la mort arrive promptement ; et à l'ouverture, on trouve les poumons emphysémateux ; le côté droit du cœur, distendu par de l'air. Les cavités gauches ne contiennent que peu de sang écumeux. Si l'air a augmenté les battemens du cœur, il ne les a donc pas empêchés... ! Au contraire, il semble que, dans ce cas, rencontrant une résistance, il redouble d'action pour la surmonter : or cette résistance, c'est la compression des dernières ramifications de l'artère pulmonaire par l'air contenu dans le tissu cellulaire du poumon.

Des faits contenus dans ce mémoire, il nous semble que l'on peut tirer les conclusions suivantes :

1°. Dans l'état sain, pendant la vie et après la mort, les poumons de l'homme et des animaux ne sont pas crépitans.

2°. La crépitation est un phénomène qui indique l'emphysème des poumons et qui est déterminé par la rupture des parois des cellules pulmonaires, et du tissu cellulaire qui les unit, et par le passage de l'air à travers ces parties déchirées.

3°. L'emphysème du poumon n'est autre chose que l'air contenu dans le tissu cellulaire de cet organe et non la dilatation des vésicules aériennes.

4°. L'emphysème peut être produit par l'air arrivant au poumon par la trachée-artère (insufflation pulmonaire forcée), ou bien par l'air injecté dans le cœur.

5°. Lorsque l'air arrive au poumon par la trachée-artère pour déterminer l'emphysème, il peut produire la mort instantanément (désorganisation du poumon), ou bien lentement (hématose incomplète).

6°. L'emphysème du poumon est plus fréquent qu'on ne l'avait pensé jusqu'alors, et il devient dans plusieurs cas la cause déterminante de la mort.

7°. L'injection de l'air accidentelle ou volontaire dans le système sanguin détermine la mort en produisant l'emphysème du poumon.

9 782014 065282